ÉTUDE

SUR

LE CHLOROFORME

PAR LES PETITES DOSES

PAR

Le Docteur G. ROYER

Ancien interne de l'Hôtel-Dieu d'Angers,
Ancien aide de physiologie à l'École d'Angers,
Lauréat de la même École.

PARIS
G. STEINHEIL, ÉDITEUR
2, RUE CASIMIR-DELAVIGNE, 2

1892

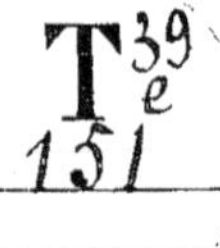

ÉTUDE

SUR

LE CHLOROFORME

PAR LES PETITES DOSES

PARIS. — IMPRIMERIE TROUBLÉ, 7 BIS, BOULEVARD DE VAUGIRARD.

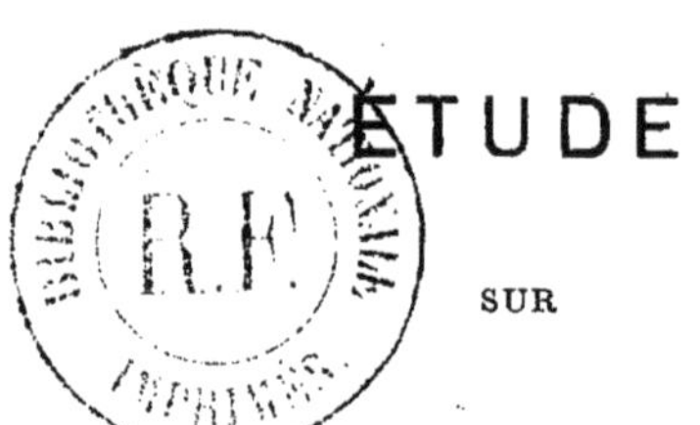

ÉTUDE

SUR

LE CHLOROFORME

PAR LES PETITES DOSES

PAR

Le Docteur G. ROYER

Ancien interne de l'Hôtel-Dieu d'Angers,
Ancien aide de physiologie à l'École d'Angers,
Lauréat de la même École.

> L'anesthésie chirurgicale est le plus beau triomphe, peut-être, que l'homme ait remporté sur la nature.
>
> (Tillaux. *Traité de Chirurgie clinique.*)

PARIS
G. STEINHEIL, ÉDITEUR
2, RUE CASIMIR-DELAVIGNE, 2

1892

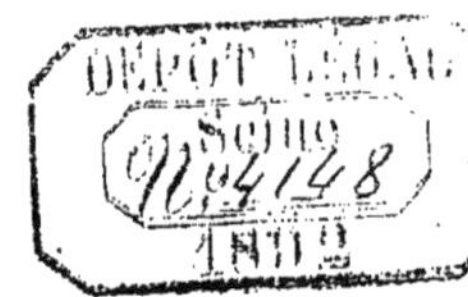

ÉTUDE

SUR LE

CHLOROFORME

PAR LES PETITES DOSES

> L'anesthésie chirurgicale est le plus beau triomphe, peut-être, que l'homme ait remporté sur la nature.
>
> (TILLAUX. *Traité de Chirurgie clinique.*)

INTRODUCTION

A quoi bon entreprendre une monographie sur le chloroforme ? N'a-t-on pas dit et redit cent fois depuis 50 ans tout ce qu'il pouvait y avoir d'intéressant dans l'histoire de ce puissant agent anesthésique ? C'est ce qu'on nous a objecté et c'est ce que nous avons pensé un moment.

Mais si le chloroforme, au point de vue chimique, est étudié sur toutes ses faces, il n'en est pas de même de son mode d'administration.

Nous nous souvenons d'avoir vu, au début de nos études médicales, de malheureux malades endormis par la méthode des doses intermittentes ou par celle des doses massives.

Sur une compresse en forme de cône, on versait à flots du chloroforme qui, souvent après l'avoir inondée, coulait en larmes brûlantes sur les joues ou la poitrine du patient. Celui-ci, après quelques inhalations, était pris d'agitation extrême, la face se congestionnait d'une façon intense, les membres s'agitaient d'une manière désordonnée, cinq ou six personnes avaient souvent bien de la peine à maintenir ce pauvre forcené. Puis, tout à coup, la langue s'embarrassait, la respiration devenait stertoreuse, on pinçait la langue qu'on attirait au dehors, la résolution avait lieu et on commençait l'opération. Tant qu'elle durait, c'étaient des alertes continuelles, respiration difficile, faiblesse du pouls, quelquefois syncope, toujours vomissements abondants; on tirait sur la langue, on éloignait la compresse et, quand tout danger semblait écarté, on continuait l'opération. Et puis dans la journée, quelquefois même le lendemain, le malade était abattu, se plaignait de maux de tête, de cœur et vomissait à plusieurs reprises, ce qui n'était pas fait pour aider la guérison, surtout lorsqu'il s'agissait d'une laparotomie.

Tel est le tableau un peu noirci d'une chloroformisation par les vieilles méthodes. Dès lors, on comprendra sans peine qu'un procédé qui supprime ou du moins atténue tous ces désordres, a eu le don de nous charmer et nous a engagé à publier les quelques observations que nous avons pu recueillir.

Que M. le Dr Monprofit, chirurgien-adjoint à l'Hôtel-Dieu d'Angers et professeur-suppléant de clinique chirurgicale, à qui nous avons vu employer le premier la méthode des petites doses et qui n'a cessé de nous prodiguer son bienveillant appui et ses excellents conseils, veuille bien recevoir ici l'expression de notre vive gratitude.

Nous prions M. le professeur Tillaux d'accepter tous nos remerciements pour la bienveillance avec laquelle il nous a accueilli, lorsque nous lui avons demandé d'accepter la présidence de notre thèse.

HISTORIQUE

Dans sa séance du 28 février 1882, l'Académie de médecine discuta longuement sur la méthode qu'il fallait employer pour donner le chloroforme et éviter le plus sûrement les accidents inhérents à toute mauvaise administration. C'est dans cette séance que M. le Dr Léon Labbé préconisa sa méthode des petites doses continues qu'il employait déjà depuis une année. Mais sa communication ne fut qu'un incident qui passa inaperçu et personne n'en tint compte.

Après un oubli de presque deux années, M. le Dr Peyraud (de Libourne), publie une série d'articles, dans le *Journal de médecine* de Bordeaux, sur une méthode de chloroformisation qu'il appelle dosimétrique et qui ne diffère de celle de M. Labbé que par de petits détails insignifiants. Le 1er décembre 1883, Paul Bert communique ce procédé à la Société de biologie, le trouve excellent en ce sens qu'il semble le mieux réaliser les théories qu'il avait émises sur l'anesthésie humaine à la suite de ses recherches sur les animaux.

Appuyé par l'autorité d'un tel savant, le procédé dosimétrique aurait dû triompher ; il n'en fut rien. Paul Bert lui-même l'abandonna pour se lancer dans la construction d'appareils plus ou moins compliqués, destinés à doser mathématiquement le mélange d'air et de chloroforme propre à l'anesthésie.

De 1884 à 1887, nouvelle période de silence. La méthode semble oubliée de tout le monde. A la fin de 1888, la *France médicale* publie un article de M. Paul Boncour sur le procédé de Labbé dont il était l'élève. Puis, grâce aux efforts d'anciens internes du chirurgien de Beaujon, la méthode gagne du terrain et s'implante dans différents hôpitaux de Paris. C'est ainsi qu'en 1889, M. Péraire, sur le conseil de son maître M. le Dr Terrier, publie de nombreuses observations dans la *Revue de chirurgie*, démontrant la supériorité de la méthode des petites doses.

C'est également ce que prouve l'article important de M. le Dr Schwartz, paru vers la même époque, dans la *Revue générale de clinique et de thérapeutique*.

A l'étranger, on expérimente la méthode de Labbé, et elle donne naissance à d'intéressants mémoires, de la part de Popescu et de Miguel Cordero. Enfin, M. Marcel Baudouin, sur le conseil de M. le Dr Segond, publie dans la *Gazette des hôpitaux*, une revue générale qui eut un grand retentissement et à laquelle nous avons fait de larges emprunts.

Ajoutons, qu'à la fin de l'année dernière, M. Otto Zuckerkandl (1), a décrit le procédé des petites doses, il en a reconnu tous les avantages, sans citer naturellement ce qui avait été dit en France sur cette question depuis tantôt dix ans.

Disons, pour finir, que cette méthode est employée à Angers par M. le Dr Monprofit depuis plusieurs années et qu'il n'a eu qu'à s'en louer, comme il l'a démontré d'une façon magistrale, dans une récente communication faite à la Société de médecine d'Angers. (Séance du 6 juillet 1892.)

(1) Otto Zuckerkandl. *Ueber eine Modification des chloroformiren*. Centr. f. chir., 24 oct. 1891.

PHYSIOLOGIE DE LA CHLOROFORMISATION

Notre but n'est point ici de retracer la physiologie complète de la chloroformisation. Cette question a été traitée plusieurs fois d'une façon remarquable, en particulier par Dastre, dans la *Revue des sciences médicales* (1) et plus récemment dans son livre sur les anesthésiques (2).

Nous voulons seulement retracer les grandes lignes de l'action du chloroforme sur le système nerveux et indiquer les accidents qu'il peut produire, afin de pouvoir prouver dans la suite que le procédé que nous préconisons n'est pas, comme on l'a dit, antiphysiologique et purement empirique, mais bien le plus physiologique et le plus rationnel de tous ceux qui ont été employés jusqu'à ce jour.

I. — ACTION PHYSIOLOGIQUE

« Les anesthésiques agissent successivement sur tous les éléments nerveux » (3).

L'élément nerveux est frappé d'abord et il sera seul frappé si la dose est bien ménagée ; mais si l'action est prolongée ou la dose accrue, tous les tissus seront frappés à leur tour et en quelque sorte à leur rang (4).

(1) Hayem. *Revue des sciences médicales*, n° du 15 janvier 1881.
(2) Dastre. *Les anesthésiques.*
(3) Cl. Bernard. *Phénomènes de la vie, communs aux animaux et aux végétaux.*
(4) Dastre. *Revue de Hayem.*

L'action du chloroforme sur le système nerveux peut se diviser en trois périodes :

1° Sommeil ;
2° Anesthésie ;
3° Période bulbaire.

Première période. — L'élément nerveux, le premier atteint par le chloroforme, est l'élément des hémisphères cérébraux. Ceux-ci, avant l'abolition de leurs fonctions, sont passagèrement surexcités. Cette surexcitation consiste en délire, paroles incohérentes, mouvements désordonnés et souvent tellement violents que l'opéré peut s'échapper furieux des mains des aides, comme cela est arrivé à Richet. Cette période d'agitation est surtout forte et terrible chez les alcooliques ; et comme le faisait judicieusement remarquer le docteur Franck (1), « sa suppression offrirait un immense avantage ; on éviterait une absorption trop grande de chloroforme, on supprimerait une dépense exagérée de force nerveuse, deux avantages qui ne sont pas à dédaigner. » Seule, la méthode des petites doses est capable de remplir le desideratum de l'illustre membre de l'Académie de médecine, comme nous tâcherons de le montrer dans un autre chapitre.

Après cette période d'agitation, arrive l'abolition du fonctionnement des hémisphères. Le malade n'a plus conscience de ce qui se passe autour de lui, il dort. On admet que le sommeil chloroformique est causé par une action directe, toxique, sur les cellules nerveuses, comme dans le sommeil alcoolique ; et par l'anémie cérébrale, comme dans le sommeil naturel.

(1) Franck. Académie de médecine, séance du 1er juillet 1890.

Deuxième période. — La moelle est influencée à son tour, mais plus ou moins tôt, suivant la partie que l'on considère.

La sensibilité est anéantie avant la motilité. Le chloroforme va plus loin, il dissocie les différentes sensations ; c'est la sensibilité générale, la sensibilité à la douleur qui disparaît d'abord, puis les différentes formes de sensibilité tactile. « C'est d'abord le domaine des nerfs médullaires (tronc, membres), puis le domaine de la protubérance et du mésencéphale (face), puis enfin celui du bulbe (oreille) qui se succèdent dans l'anéantissement. De là, autant de moyens d'apprécier la marche de l'anesthésie : en explorant la peau des membres et du tronc, et successivement la peau de la face, on suit les degrés ascendants de l'insensibilisation » (Dastre).

Le pouvoir excito-réflexe disparaît ensuite. A ce moment, la vie de relation est éteinte, la vie végétative subsiste seule, surveillée par le bulbe encore actif et par le système du grand sympathique encore intact ; le but du chirurgien est atteint.

Troisième période. — L'intoxication continuant le bulbe, cet « ultimum moriens des centres nerveux » (Charcot), est pris à son tour, la respiration, puis la circulation s'arrêtent. C'est la syncope par intoxication que nous étudierons dans le paragraphe suivant.

II. — ACCIDENTS

M. le Dr Léon Labbé (1) divise les accidents de la chloroformisation d'après leur ordre d'apparition en :

1° Accidents d'ordre réflexe ou accidents du début ;

(1) LÉON LABBÉ. Académie de médecine, séance du 15 juillet 1890.

2° Accidents d'intoxication pendant le cours ou à la fin de la chloroformisation.

Les accidents du début comprennent :

1° La syncope primitive ;
2° Les vomissements ;
3° L'agitation prolongée ;
4° Le délire ;
5° Les convulsions ;
6° Les accès d'hystérie ;
7° Les sécrétions exagérées.

Les accidents pendant le cours de la chloroformisation se divisent en :

1° Mort par choc traumatique ;
2° Arrêt de la respiration ;
3° Syncope toxique.

Enfin, après l'administration du chloroforme, on peut, ce qui est contesté, remarquer d'après certains auteurs :

1° De la congestion cérébrale ou pulmonaire (Depaul, Richet) ;
2° De la broncho-pneumonie (Richet).

Passons rapidement tous ces accidents en revue.

1° *Syncope primitive.* — Cette syncope est le plus grave des accidents qu'on puisse observer, parce qu'elle entraîne souvent la mort et qu'aucun système, aucune méthode ne peut prétendre en mettre à l'abri.

Cette syncope primitive reconnaît deux causes différentes et, par là même, comporte deux variétés. Tantôt, comme chez les gens extrêmement nerveux, c'est une syncope émotive, tantôt c'est la syncope laryngo-réflexe par irritation des filets du trijumeau.

a) La première arrive, chez les gens impressionnables, dès le début des inhalations, sans phénomène prémonitoire ; c'est la mort par frayeur.

Aussi, on ne s'étonnera plus, lorsque nous parlerons de la méthode des petites doses, de nous voir insister sur les précautions à prendre, afin d'éviter toute espèce d'émotion chez l'opéré, et on comprendra pourquoi nous demandons que la chloroformisation soit commencée dans le silence et dans une autre salle que la salle d'opération.

b) La syncope laryngo-réflexe a été étudiée d'une façon magistrale par M. Laborde (1). Comme son nom l'indique, c'est une syncope par inhibition réflexe. Le chloroforme agit, comme le ferait toute vapeur irritante, l'ammoniaque par exemple, sur les terminaisons nerveuses des fosses nasales et de la gorge ; cette irritation se rend au bulbe par les filets du trijumeau. Le bulbe influencé réagit par le pneumogastrique et les nerfs moteurs respiratoires, conducteurs centrifuges du réflexe d'arrêt, il en résulte une syncope cardiaque, ce qui constitue le véritable danger, car l'arrêt primitif et complet du cœur est, d'ordinaire, irrémédiable par tous les moyens à notre disposition, tandis que la syncope respiratoire, le fonctionnement du cœur n'étant pas suspendu (c'est ce qui arrive lorsque se produit la syncope pendant l'anesthésie), comporte une intervention presque toujours efficace, il suffit ordinairement de pratiquer la respiration artificielle pour voir dans ce dernier cas la respiration reprendre son rythme et sa régularité.

(1) Laborde. Académie de médecine, séances des 27 mai 1890 et 10 juin 1890.

Puisque cette syncope cardiaque primitive est si grave, comment peut-on l'éviter? C'est assez difficile, car tous les moyens qu'on a proposés (injection de morphine, atropine) peuvent amener des accidents aussi graves, par suite de leur action toxique. Lorsque nous parlerons de la technique de la méthode des petites doses, nous aurons l'occasion d'indiquer un petit artifice qui, peut-être, permet d'éviter quelquefois la redoutable syncope laryngo-réflexe.

2° *Vomissements.* — Ils semblent aussi être de nature réflexe et peuvent se reproduire à deux moments différents, pendant la chloroformisation et après le réveil. Ils sont ordinairement bilieux (à condition bien entendu, que le malade n'ait pas mangé avant d'être endormi) et faciles à arrêter, soit pendant le sommeil, soit après le réveil. Lorsque nous étudierons les avantages de la méthode de Labbé, nous aurons l'occasion d'en parler assez longuement, ce qui nous permet d'être bref ici.

Nous avons déjà étudié dans le chapitre de physiologie les différents accidents nerveux, tels qu'agitation prolongée, délire, convulsions, etc., nous n'y reviendrons pas.

7° *Sécrétions exagérées.* — Au début, les sécrétions salivaires et bronchiques peuvent être augmentées, surtout chez les personnes nerveuses. C'est là un effet étranger à l'anesthésie en quelque sorte, puisqu'il résulte d'une action irritante du chloroforme sur les muqueuses respiratoires. « Il semblerait même que les impuretés de celui-ci aient une part prépondérante dans la production de cette action irritante, et, parmi ces impuretés, les vapeurs d'acide chlorhydrique (1) ».

Pinard avait déjà noté ce fait sur les femmes enceintes qu'il endormait. Dès lors, il est assez facile de remédier à cet

(1) Dastre. *Loc. cit.*

accident qui ne se produit, du reste, qu'au début de l'anesthésie. Il faut de toute nécessité se servir de chloroforme pur et avoir à sa disposition quelques éponges ou tampons d'ouate stérilisés, montés sur des pinces hémostatiques, afin de pouvoir au besoin enlever rapidement les mucosités qui peuvent se trouver dans l'arrière-gorge et qui causeraient quelque gêne si elles pénétraient dans les voies respiratoires.

Tels sont les accidents qu'on rencontre au début de la chloroformisation, tous peu graves on le voit, si on excepte toutefois la syncope.

Deux accidents peuvent se produire pendant le sommeil; la mort par choc traumatique; la syncope secondaire.

Il ne faut jamais commencer l'opération avant que l'anesthésie ne soit absolument complète. Il y a des faits nombreux, authentiques, de mort par choc traumatique chez des sujets chloroformés, au moment précis où le chirurgien incise la peau, où il introduit la sonde dans un trajet fistuleux, le cathéter dans l'urètre, un écarteur entre les paupières. En se fondant sur un fait physiologique incontestable, on a expliqué ces accidents par l'arrêt réflexe que détermine l'excitation des nerfs sensitifs soit sur le cœur, soit sur la respiration (Vigouroux, 1861). Et, comme le dit M. Franck (1), « si on interroge méthodiquement l'excitabilité réflexe des centres nerveux, on constate que, lorsqu'ils agissent encore comme un puissant stimulant central, toute excitation périphérique brusque et violente peut exagérer les réactions spasmodiques respiratoires et même produire la syncope ».

Cette excitation peut donner naissance à un arrêt réflexe du cœur plus grave même que celui observé durant la période

(1) Franck. Académie de médecine, séance du 1er juillet 1890.

qui précède l'introduction du chloroforme dans le sang. Ces spasmes réflexes déterminés par toute excitation de la peau où des muqueuses sont des raisons qui doivent engager l'opérateur à s'abstenir de toute intervention durant cette période. Avant de commencer une opération, il faudra donc toujours attendre que l'anesthésie soit complète, les accidents sont le plus souvent dus à une anesthésie incomplète (1).

Enfin, un dernier accident est la syncope tardive ou toxique. La quantité de chloroforme a été trop considérable et le bulbe qui seul encore veillait est atteint à son tour dans ses centres respiratoires et cardiaques, la respiration s'arrête, le cœur cesse de battre, et la mort arrive. Les physiologistes ont longtemps discuté pour savoir lequel s'arrêtait le premier, du poumon ou du cœur, dans la syncope toxique. Mais la commission d'Hyderabad (2) en s'appuyant sur plus de cinq cents expériences a prouvé, ce qu'avait avancé M. Lucas-Championnière : « qu'il y a toujours arrêt de la respiration et que les battements du cœur persistent encore longtemps après la suppression de l'acte respiratoire, qui est le danger pressant » (3).

Dès lors, on comprendra pourquoi nous regardons comme superflu de surveiller le pouls, pourquoi nous recommandons vivement de voir et d'entendre sans cesse la respiration, et de pratiquer sur-le-champ la respiration artificielle si elle vient à s'arrêter. Car ici, ce n'est plus comme dans la syncope réflexe du début, qui nous laisse souvent désarmés, la respiration artificielle faite patiemment et à temps, réussit presque toujours.

(1) In *Semaine médicale*, 1890.

(2) *Rapport de la commission chargée, par le Nizam de Hyderabad, d'étudier l'action du chloroforme.*

(3) LUCAS-CHAMPIONNIÈRE. Société de chirurgie, séance du 24 juillet 1889.

PURETÉ

Il y a déjà longtemps que Sédillot a établi les conditions nécessaires de toute bonne chloroformisation lorsqu'il a dit : « Le chloroforme pur et bien administré ne doit pas tuer. » Il aurait pu aujouter que, dans de telles conditions, les accidents sont évités ou considérablement amoindris.

Pureté, bonne administration, tels sont les deux points que nous nous proposons d'examiner dans la suite.

Tout chloroforme pour être pur doit présenter les caractères suivants :

1° Il doit bouillir à 60°,8 (1).

2° Avoir une densité de 1,48.

3° Une odeur suave, ni âcre, ni irritante (2). Pour s'en rendre compte, il suffit d'en verser quelques gouttes dans le creux de la main, le chloroforme s'évapore et s'il contient des substances étrangères, il laisse une mauvaise odeur et des produits lourds d'aspect oléagineux (3).

4° Il doit rester neutre en présence des réactifs colorés. S'il rougit ou décolore la teinture de tournesol, il contient de l'acide chlorhydrique, du chlore, probablement de l'oxychlorure de carbone et de l'éther chloroxycarbonique.

5° S'il s'enflamme au contact d'un corps incandescent, il renferme de l'éther ou de l'alcool.

(1) Dujardin-Beaumetz. *Dictionnaire de thérapeutique.*
(2) Gautier. Cours de chimie.
(3) Dastre. *Les anesthésiques.*

R.

6° Agité avec de l'eau, il ne doit pas se troubler, mais tomber au fond du vase en gouttelettes huileuses, denses, sans que l'eau surnageante soit devenue laiteuse, ce qui serait un indice d'alcool.

7° Si en présence d'un morceau de sodium, il y a action chimique et dégagement d'hydrogène, le chloroforme renferme de l'eau ou de l'alcool.

8° Le bichromate de potasse, acidulé avec quelques gouttes d'acide sulfurique, ne donne une coloration verte tenant à la réduction de son acide que si le chloroforme contient de l'alcool.

9° Le permanganate de potasse en solution alcaline est rouge. Si le chloroforme est impur, il réduit ce sel et la solution passe au vert. La réaction est instantanée lorsque les impuretés organiques sont en grande quantité, elle est plus longue à se faire lorsqu'il y en a peu. Enfin, lorsque le chloroforme est pur, la coloration rouge est encore conservée après 20 et 24 heures (procédé de Yvon).

10° Si le chloroforme se colore par l'acide sulfurique il y a des corps étrangers organiques.

11° S'il ne précipite pas par l'azotate d'argent, il ne renferme ni chlore, ni acide chlorhydrique, ni éther chloroxycarbonique.

Telles sont les réactions qui permettent de reconnaître un bon chloroforme ; malheureusement, elles sont assez compliquées et ne peuvent être faites que dans un laboratoire. Aussi le chirurgien aura-t-il rarement lieu de s'en servir, ce qui nous permet de ne pas insister sur ce côté purement chimique de la question.

Le mieux dans la pratique est de s'adresser à un pharmacien ou chimiste consciencieux, toujours le même, qui ne livre que du chloroforme chimiquement pur. Quitte à essayer, de temps en temps, une ou deux des réactions précédentes, si on le juge nécessaire.

Mais comme l'a fait remarquer M. le Dr Reynier « le chloroforme serait-il pur au moment de la livraison, qu'il ne tarderait pas à s'altérer, sous les influences multiples de la chaleur, de l'air, de la lumière.

« On est obligé de le transvaser, de le transporter, de le conserver en réserve. Et pendant toutes ces opérations, le chloroforme se décompose et devient inapte à donner la sécurité qu'on pouvait espérer. »

Regnauld, puis Marty ont fait des expériences concluantes à ce point de vue. M. Reynier (1) les a reprises et il est arrivé à la conclusion suivante : tant par les observations cliniques que par les expérimentations sur les animaux : « avec un chloroforme pur, rectifié avant qu'on ne s'en serve, on n'a jamais dès le début de la chloroformisation ni toux, ni spasmes respiratoires, ni arrêts de la respiration, toujours inquiétants, ni salivation exagérée, non plus que l'hypersécrétion bronchique qui peut, dans certains cas, occasionner l'asphyxie ». Aussi, met-il au compte de l'impureté du chloroforme la plupart des accidents qui surviennent pendant son administration.

Concluons donc avec M. Lucas-Championnière (2) « qu'avec un bon chloroforme la chloroformisation est régulière ; qu'avec un chloroforme impur on a des ennuis et des accidents. »

Ajoutons que pour éviter toute décomposition après la purification, il faut se servir des tubes de chloroforme qui se

(1) Reynier. Société de chirurgie, séance du 24 juillet 1889.

(2) Lucas-Championnière. Société de chirurgie, séance du 24 juillet 1889.

trouvent actuellement dans le commerce. Ces flacons de couleur jaune ou bleue, peu importe, semblables à des tubes à expérience, sont effilés à l'extrémité libre et hermétiquement clos à la lampe, après avoir été remplis de chloroforme chimiquement pur. Entourés d'un peu d'ouate et d'un papier assez fort, ils n'en seront que mieux à l'abri de la lumière. Si on a soin de les conserver au frais, dans une cave, par exemple, ils seront préservés de toute espèce d'altérations. Les tubes qui contiennent 25 gr. de chloroforme semblent être les plus convenables, car c'est la quantité nécessaire, maximum, pour une anesthésie d'une heure. Lorsqu'on veut s'en servir, il suffit de briser délicatement l'extrémité effilée avec une pince.

ADMINISTRATION

« Lorsqu'il survient, au cours de l'anesthésie, quelque incident fâcheux, agitation excessive, impossibilité de l'insensibilité complète, syncopes respiratoires ou cardiaques, sans parler des cas de mort, l'opérateur a une excuse toute prête : « c'est la faute du chloroforme » et on se promet d'exiger à l'avenir du chloroforme rigoureusement pur et récemment préparé.

En cela, on aura certainement raison; mais où l'on a peut-être moins raison, c'est d'imputer tous les méfaits à ces tares et à ces prétendues impuretés de l'agent anesthésique. C'est là, sans doute, un oreiller commode pour le chirurgien; mais au lieu de s'y endormir, il vaudrait peut-être mieux reconnaître que le chloroforme le plus pur offre des dangers presque équivalents et s'ingénier à les écarter.» (Dastre) (1).

C'est pour arriver à ce but qu'on a créé différentes méthodes. Elles sont très nombreuses et on peut même dire que « chaque opérateur a sa manière de faire, qu'il suit empiriquement, par habitude » (2).

Cependant, nous croyons qu'elles peuvent toutes rentrer dans une des cinq classes suivantes :

1° Mélanges titrés ;
2° Inhalations brusques;
3° Inhalations intermittentes;

(1) *Semaine médicale*, 1889, page 317.
(2) Dastre. *Les anesthésiques.*

4° Inhalations lentes;
5° Méthodes mixtes.

1° La méthode des mélanges titrés fut préconisée par Paul Bert après de nombreuses expériences sur les animaux. Mais ce procédé qui met à l'abri de presque tous les accidents chloroformiques exige des appareils compliqués (le plus simple, celui de Dubois, est encore très embarrassant), c'est ce qui a empêché sa généralisation du moins dans la pratique civile. Quoi qu'il en soit, les expériences du grand physiologiste n'en ont pas moins conservé toute leur valeur et nous ne pouvons nous empêcher de les résumer brièvement, car elles sont, comme on le verra, la base du système que nous préconisons.

Tous les travaux de Paul Bert sur le chloroforme s'appuient sur l'élégante formule suivante, qui n'a rien à envier à celles de la physique comme simplicité : « l'action du chloroforme sur l'être vivant est réglée par sa tension partielle. » Et, en effet, « Paul Bert a constaté que la vapeur anesthésique pénétrait dans le sang, en raison de sa tension dans l'atmosphère respirée par l'animal, c'est-à-dire en raison de la composition centésimale de cette atmosphère. Ce qui importe, ce n'est donc pas de donner telle ou telle quantité de chloroforme : ce n'est pas là, en effet, ce qui règle sa pénétration. L'important, c'est la quantité d'air dans laquelle le chloroforme est dilué : en d'autres termes, la pénétration dépend de la composition centésimale du mélange. Avec un mélange déterminé, l'organisme absorbe du chloroforme jusqu'à ce que la tension de la vapeur dans le sang soit égale à la tension dans l'atmosphère offerte. A partir de ce moment, le sang et les tissus saturés n'empruntent plus rien à l'atmosphère anesthésiante ;

le mélange extérieur ne se détitre plus, l'état de saturation ne fait que s'entretenir.

« Si l'on augmente le titre du mélange, une nouvelle quantité de chloroforme pénètre dans le sang et dans l'organisme, jusqu'à la saturation nouvelle, correspondant à ce titre nouveau » (1).

Des nombreuses expériences de Paul Bert, il ressort qu'on peut anesthésier un animal avec des mélanges divers. Mais il en est un qui conduit à l'anesthésie, mieux que tout autre; C'est le mélange titré 10 p. 100 (2). Il en est un qui est très propice à entretenir l'anesthésie lorsqu'elle a été produite, c'est le mélange titré à 6 p. 100 (3). Ce sont ces deux mélanges qui furent longtemps employés à Saint-Louis et qui donnèrent des résultats surprenants (4).

2° De la méthode de sidération ou des inhalations brusques préconisée par Saint-Germain, etc., nous ne dirons que quelques mots, car elle est, croyons-nous, à peu près abandonnée. Elle consiste à administrer d'emblée et dans le plus court délai, une grande quantité de chloroforme. On obtient ainsi une véritable sidération chloroformique. Ce qui fit pendant quelque temps le succès de cette méthode, malgré le danger continuel d'intoxication qu'elle présente, c'est que très souvent, elle supprimait l'agitation qui avait toujours lieu avant

(1) Dastre. *Loc. cit.*

(2) Nous ne pourrions trop nous élever contre cette dénomination de 10 p. 100 ou 6 p. 100 qui pourrait induire en erreur, car elle signifie 10 grammes de chloroforme pour 100 litres d'air inspiré. Le premier chiffre indique donc la quantité en *grammes* de chloroforme mélangée à 100 *litres* d'air.

(3) Paul Bert. Société de biologie, séances du 5 janvier et du 21 juin 1884.

(4) E. Fargue et P. Reclus. *Traité de thérapeutique chirurg.*

le sommeil avec les autres méthodes alors employées. Mais c'était éloigner un danger au moyen d'un autre danger plus grand encore et on renonça aux inhalations brusques.

3° *Inhalations intermittentes.*— C'est la méthode préconisée par Gosselin (1). Voici comment ce chirurgien décrit son pro cédé : « Un point important est de donner peu de chloroforme à la fois, de le donner lentement, progressivement, de façon à ne pas surcharger le malade et à pouvoir s'arrêter au moment où le résultat que l'on veut obtenir est atteint..... Quant à moi, je n'emploie qu'une compresse pliée en plusieurs doubles. Sur cette compresse on laisse tomber quelques gouttes de chloroforme, assez pour former une tache humide de la largeur d'une pièce de cinq francs. Lorsque le chloroforme est évaporé, on en remet, et pendant ce temps *on suspend* l'anesthésie.....

« Il faut *faire des intermittences* pour ne pas surcharger l'économie, *multiplier les interruptions* dès qu'il survient quelque accident du côté des voies respiratoires ou circulatoires.»

Quelles différences avec le procédé de Labbé qui est, par excellence, le procédé des inhalations continues, non interrompues et qui, dans certains accidents, comme les vomissements, loin d'arrêter la chloroformisation, à l'exemple de Gosselin, augmente au contraire la dose et arrive sûrement à arrêter cet incident fâcheux.

4° Perrin et Lallemand furent les premiers à s'élever contre les intermittences, à montrer leur influence fâcheuse sur le sommeil chloroformique et à donner le conseil positif des inhalations continues (2).

(1) GOSSELIN. *Clinique chirurgicale de l'hôpital de la Charité.*
(2) PERRIN et LALLEMAND. *Traité d'anesthésie chirurgicale.*

C'est alors la méthode classique que tout le monde a vu employer. Elle consiste à donner au début beaucoup d'air et peu de chloroforme et à augmenter lentement et progressivement la quantité d'anesthésique, de façon que l'air en contienne de plus en plus. On compte ainsi se mettre à l'abri des accidents du début de la chloroformisation, ce qui est loin d'être prouvé. Les reproches qu'on peut faire à cette méthode sont nombreux, agitation forte et prolongée, vomissements abondants, réveil difficile, quantité énorme de chloroforme employé..., etc. ; nous aurons l'occasion d'en parler assez longuement, lorsque nous montrerons les avantages du procédé des petites doses.

5° Les méthodes mixtes préconisées dans ces dernières années ont pour but de diminuer l'excitabilité des centres nerveux et d'empêcher la syncope réflexe du début de se produire.

Les plus remarquables sont :

a) La méthode morphinique ;

b) La méthode atropomorphinique.

a) Cl. Bernard remarqua qu'en faisant une injection souscutanée de morphine, avant la chloroformisation, les chiens dormaient plus facilement, plus profondément et étaient moins exposés aux accidents. Nussbaum fit le premier essai clinique de cette méthode et s'en trouva bien. Mais, depuis lors, de nombreux chirurgiens qui l'ont employée, y ont renoncé après quelques essais, car ils la trouvent dangereuse. Et, en effet : « Les injections de morphine administrées au début de la chloroformisation ont pour inconvénient de plonger le malade dans un sommeil dont il devient difficile de le tirer » (1). « C'est ajouter un nouveau poison au chloroforme sans en diminuer les dangers » (2). Ajoutons que cette méthode a déjà sa nécrologie (3).

b) *Méthode atropomorphinique ou d'Auber.* — Dastre et Morat à la suite d'expériences sur le chien ont proposé d'apaiser par l'atropine le pouvoir excito-moteur des pneumogastriques, voie centrifuge du réflexe syncopal. Auber de Lyon et Gayet ont employé cette méthode chez l'homme. Mais à la suite d'un accident mortel chez une jeune fille de seize ans (4), M. Reynier, dans des expériences consécutives avec M. Villejean, a démontré que si l'atropine rend les accidents du début moins imminents, elle expose davantage aux accidents de la fin et les rend plus dangereux. Plusieurs chirurgiens de Paris qui s'étaient laissés séduire par cette méthode l'ont abandonnée à cause des risques qu'elle fait courir aux malades (5).

Nous ne parlerons pas des autres méthodes mixtes (association du chloral, de l'alcool, de la cocaïne, etc., au chloroforme), elles sont peu employées et méritent presque toutes les mêmes reproches.

(1) VERNEUIL. Académie de médecine, séance du 27 mai 1890.
(2) VERNEUIL. Académie de médecine, séance du 8 juillet 1890.
(3) Idem.
(4) REYNIER. Société de chirurgie, séance du 23 juillet 1890.
(5) Voir relation de TERRIER, dans *Bulletin de Société de chirurgie*, séance du 13 juillet 1890, et communication de Verneuil, séance de l'Académie de médecine du 8 juillet 1890.

METHODE DES PETITES DOSES

Nous diviserons cet important chapitre en plusieurs paragraphes :

1° Conduite à tenir avant l'anesthésie ;
2° Pendant l'anesthésie ;
3° Après l'anesthésie ;
4° Explication physiologique des phénomènes observés pendant le sommeil. Supériorité de la méthode;
5° Contre-indications.

I. — AVANT L'ANESTHÉSIE

Et d'abord, où doit se pratiquer l'anesthésie? Nous pensons, et en celà nous ne faisons que suivre les conseils de M. Terrier, qu'il faut à tout prix endormir le patient dans sa chambre, sur son lit, et en dehors de la salle d'opération (1). En prenant cette précaution on a une anesthésie plus calme et plus rapide. Il faut éviter tout ce qui peut émotionner l'opéré déjà surexcité par la pensée de l'intervention chirurgicale, et des dangers qu'elle peut lui faire courir. La vue des instruments, du chirurgien, des aides, n'est pas faite, on l'avouera, pour calmer et rassurer une femme nerveuse.

Autant que possible, le chloroformiseur pénétrera seul dans

(1) C'est une précaution que M. le Dr Monprofit ne néglige jamais de prendre et nous avons, plus d'une fois, eu lieu de remarquer ses bons effets, surtout chez les gens impressionnables.

la chambre du malade, il s'enquerra de sa santé et examinera le cœur, le poumon, les artères, etc. Cette investigation est loin d'avoir aujourd'hui l'importance qu'on lui accordait autrefois car, nous le montrerons plus loin, on peut très bien endormir des cardiaques, des bronchitiques, et même des gens qui ont jusqu'à deux litres de pus dans la plèvre gauche (1). Quoi qu'il en soit, il est toujours utile de connaître, dans tous ses détails, l'état de son malade. Il faut aussi « s'assurer à tout prix de l'existence ou non d'un appareil dentaire dans la cavité buccale » (2).

On explique ensuite en quelques mots bienveillants, à la personne qu'il s'agit d'endormir, ce qu'elle va ressentir pendant les premières minutes de l'anesthésie, et on lui indique surtout la sensation pénible d'étouffement qui se manifeste au début de toute chloroformisation, et qui a le don d'inquiéter particulièrement les malades. Pendant ce temps on a choisi sa compresse qui doit remplir plusieurs conditions importantes. M. Baudouin, dans son remarquable article de la *Gazette des hôpitaux*, dit que « il faut qu'elle soit assez épaisse pour ne laisser passer que le moins d'air possible au travers d'elle, tout en restant très maniable. On peut même, dit-il, intercaler au milieu un morceau de toile imperméable (taffetas gommé, par exemple). » C'est une pratique que nous ne pouvons recommander, car elle nous semble peu physiologique. Et, en effet, le malade, qu'il soit endormi ou non, n'en est pas moins un être vivant, chez qui toutes les fonctions de la vie végétative s'accomplissent comme chez l'être sain. Dès lors, pourquoi vouloir lui limiter sa ration d'air. Il vit, il faut qu'il respire.

(1) Observation d'empyème relatée dans une récente communication faite à la Société de médecine d'Angers, séance du 6 juillet 1892.

(2) Marcel BAUDOUIN. *Gazette des hôpitaux*, 7 juin 1890.

Aussi ne pouvons-nous accepter la formule de M. Baudouin : « le moins d'air et le moins de chloroforme possible ». Pour nous, il faut de l'air autant qu'il est nécessaire, tout en employant le moins d'anesthésique possible. Aussi recommanderons-nous de se servir d'une compresse fine, un mouchoir, par exemple, plié en quatre doubles, au maximum, de dix à douze centimètres de côté; c'est la quantité suffisante pour obturer convenablement la bouche et les narines.

On aura sous la main la pince à langue, stérilisée comme les autres instruments, et une ou deux éponges montées sur des pinces à forcipressure destinées à enlever rapidement les mucosités qui peuvent se produire dans la cavité buccale et l'arrière-gorge.

Enfin, un ballon rempli d'oxygène peut être utile, lorsqu'il s'agit d'interventions longues, difficiles, et chez des sujets fortement déprimés et affaiblis.

C'est seulement lorsqu'on se sera assuré que tout est bien prêt et à sa place qu'on brisera la pointe effilée du tube de chloroforme, présentant toutes les qualités que nous avons énumérées à l'article « Pureté ».

Enfin, il est très utile, avant de commencer l'anesthésie, d'enduire le nez et le menton avec un peu de vaseline, on évite ainsi l'action irritante du chloroforme sur la peau délicate de ces régions.

Une dernière précaution importante est de s'assurer qu'aucun lien ne gêne les mouvements du thorax et de l'abdomen.

II. — PENDANT L'ANESTHÉSIE

Le chloroformiseur doit se placer à la tête du lit du malade, ni à droite, ni à gauche, mais exactement derrière; de cette façon il gênera moins l'opérateur ou ses aides et, de plus, il pourra mieux appliquer la compresse et mieux surveiller la respiration et l'état de la pupille.

Comment doit-il tenir la compresse ?

La chose est facile en elle-même, mais l'exposition en est difficile.

Nous avons dit que la compresse était un carré d'une dizaine de centimètres de côtés. Il faut la prendre par un de ses côtés, de la main gauche, les quatre doigts étant allongés sur une des faces, et le pouce seul déprimant légèrement l'autre face, de façon à faire prendre à la compresse la forme d'une gouttière, ou encore d'un livre largement ouvert, le pouce occupant le creux ainsi formé. La main est dans la supination, on verse trois ou quatre gouttes de chloroforme au milieu de la compresse devant l'ongle du pouce, puis on la renverse de façon à amener la main en pronation et on l'applique sur le nez et la bouche. Le pouce qui se trouvait à la face inférieure glisse, s'écarte des autres doigts et va se loger sous l'angle droit supérieur, pendant que le nez prend la place qu'il occupait et que les quatre autres doigts s'appliquent sur le côté gauche de la face. Le nez se trouve, par conséquent, logé dans l'intervalle qui sépare le pouce de l'index. La main droite a un rôle au moins aussi important que la gauche. Elle tient le tube à chloroforme profondément logé dans sa paume et s'appuyant au fond du premier espace interdigital entre le pouce et l'index. Les extrémités des cinq doigts ainsi rendues libres sont chargées d'appliquer exactement la compresse sur le côté droit de la face. Cette *disposition* des mains permet de retourner très rapidement la compresse et d'empêcher toute respiration d'air pur.

Pendant les premières inspirations seulement, il faut avoir

soin de ne pas obstruer complètement la bouche et les narines, pour ne pas surprendre les muqueuses d'une façon trop brusque, et pour éviter la syncope laryngo-réflexe. Lorsque le chloroforme qu'on a versé au début est évaporé, on fait tomber trois ou quatre nouvelles gouttes sur la face supérieure de la compresse pendant que le malade fait *une inspiration*. Puis dès que l'expiration commence, on retourne brusquement le mouchoir et on l'applique sur le nez. De cette façon, l'opéré ne peut inspirer d'air pur, puisque la compresse n'a été éloignée du nez que pendant l'expiration.

Lorsqu'on a ainsi retourné deux ou trois fois le mouchoir on peut l'appliquer hermétiquement sur la figure, et cela sans aucune crainte d'accidents. C'est à ce moment que les malades se plaignent presque toujours d'étouffer, et cherchent quelquefois à enlever la compresse, il faut les empêcher de le faire et ne pas leur causer. Car, s'il est bon de calmer leurs inquiétudes avant la chloroformisation, il est absolument inutile de répondre à leurs questions pendant le début de l'anesthésie, ce serait des paroles inutiles, qui auraient l'inconvénient d'éloigner le moment du sommeil chloroformique. On continue ainsi à verser le chloroforme goutte à goutte jusqu'à ce que l'anesthésie soit complète, ce qui demande de dix minutes à un quart d'heure, quelquefois plus, mais rarement, suivant la force de résistance des malades et surtout l'état d'inquiétude et de surexcitation de leur système nerveux.

La quantité de chloroforme employé dans cette première période est en moyenne de 8 à 10 grammes, quelquefois 6 ou 7 grammes chez les femmes et les enfants.

Quelques auteurs ont trouvé qu'un des grands inconvénients des petites doses était la longueur de cette période préanesthésique. Mais ce reproche ne nous semble nullement fondé.

Le chirurgien a-t-il trop d'un quart d'heure pour jeter un

dernier coup d'œil à ses instruments et, surtout, pour pratiquer une désinfection complète et minutieuse de ses mains et de ses avant-bras? Nous ne le croyons pas.

Quels sont les accidents qui peuvent arriver avant l'anesthésie pendant cette période. La syncope primitive, très grave, comme nous l'avons dit dans un chapitre précédent arrive tout au commencement. Elle est probablement presque toujours émotive et, du reste, on ne l'observe pas plus souvent avec notre procédé qu'avec les autres. Pour notre part, jamais jusqu'ici, pareil accident ne nous est arrivé.

Les vomissements si fréquents dans la méthode classique sont absolument exceptionnels et tiennent souvent au chloroforme qui, alors, n'est pas pur.

Il est deux autres phénomènes qui arrivent presque toujours, la sécrétion exagérée de mucosités et les nausées. Le premier accident a surtout lieu chez les femmes et particulièrement chez les femmes nerveuses, que l'opération a émotionnées. Du reste, c'est un incident peu important, il suffit de nettoyer le pharynx avec une éponge montée et de continuer le chloroforme, la sécrétion s'arrête très vite.

Les régurgitations sont plus fréquentes et se produisent au moment où l'anesthésie va devenir complète. C'est alors qu'il ne faut pas retirer la compresse, comme on est tenté quelquefois de le faire. L'inspiration d'air pur amènerait presque infailliblement les vomissements. Si, au contraire, on verse une ou deux gouttes de chloroforme et si on applique exactement la compresse, les nausées cessent, les vomissements ne se produisent pas et tout rentre dans l'ordre.

Enfin, il n'y a jamais d'agitation, si on excepte toutefois les alcooliques; nous aurons l'occasion d'insister sur ce point, lorsque nous expliquerons le mécanisme intime de la chloroformisation à petites doses.

Le sommeil se produit quelquefois si facilement, que dans deux ou trois cas, nous avons vu de vieux praticiens conseiller de ne pas commencer l'opération, alors que l'anesthésie était complète. « Il n'a pas eu d'agitation, il ne dort pas encore », disaient-ils.

A quels signes le chloroformiseur reconnaîtra-t-il que l'insensibilisation est complète. Ils sont assez nombreux; cependant, il en est deux, et ce sont les meilleurs qui sont à sa portée, et qu'il peut consulter à chaque instant, le réflexe palpébral et le champ pupillaire.

L'observation du réflexe palpébral, étudié par Lister, Sabarth et Berger, est d'une importance majeure. Lorsque l'anesthésie est complète, l'attouchement très léger, avec la pulpe du doigt, de la conjonctive et de la cornée n'amène pas la contraction de l'orbiculaire des paupières.

Perrin, Budin, Coyne ont, de leur côté, signalé l'action du chloroforme sur les variations du champ pupillaire. C'est vraiment là le *miroir* de l'anesthésie. Et, en effet, le réflexe palpébral indique bien que l'insensibilité est atteinte, mais il ne peut indiquer le moment où commence l'intoxication et où la syncope toxique est imminente. Il en est tout autrement des mouvements de l'iris. « Au début de l'anesthésie, la pupille se *dilate*, à un degré variable et plus ou moins rapidement. Dans la narcose profonde (celle qu'on doit toujours obtenir) survient une *contraction* plus ou moins intense de la pupille, qui demeure immobile. Mais si, à ce moment, on diminue par trop la dose de l'anesthésique, la pupille se *dilate* petit à petit. Si, au contraire, le sommeil étant obtenu et étant profond, on continue à administrer du chloroforme, et si l'on en donne une quantité plus grande, la pupille, après s'être *fortement contractée*, se *dilate* tout à fait, *brusquement*, et d'une façon assez considérable. C'est là la *dilatation pupillaire de l'apnée toxique commençante*, celle dont il faut se garder à tout prix, si l'on ne veut être obligé de recourir bientôt à la respiration artificielle ou tout au moins à l'emploi de l'oxygène » (1).

Le rétrécissement de la puplle indique l'anesthésie profonde, c'est très bien, mais tout à coup le diaphragme irien se dilate, comment reconnaître si cette dilatation tient à la diminution de la narcose ou, au contraire, au commencement de la période toxique. C'est facile ; d'abord, la dilatation du réveil se fait lentement, progressivement, tandis que la dilatation toxique se fait brusquement. De plus, fermons la paupière et ouvrons-la rapidement, si l'iris se contracte sous l'influence de la lumière, le malade est en train de se réveiller; dans le cas contraire, l'intoxication chloroformique commence.

Tels sont les signes qui permettent de reconnaître le degré de l'anesthésie et d'apprécier le moment de la narcose complète. Le malade, une fois endormi, est transporté dans la salle d'opération. Pendant le trajet, le chloroformiseur maintient la tête d'une main pendant que, de l'autre, il tient la compresse hermétiquement appliquée sur la bouche. Sans cette précaution, le malade respirerait de l'air pur et se réveillerait presque infailliblement, sans compter les vomissements qui surviendraient par le fait de l'agitation, quelque faible soit-elle, imprimée à l'encéphale par le fait du transport.

Arrivé sur la table d'opération, le malade doit, comme au début de l'anesthésie, du reste, avoir la tête le plus bas pos-

(1) *Progrès médical*, 1888.

sible, afin d'éviter l'anémie du bulbe et la syncope mortelle et peut-être même les vomissements.

Pour maintenir l'anesthésie, on continue à donner le chloroforme comme au début, mais en moins grande quantité; on ne doit dépenser en moyenne que 5 à 6 grammes par quart d'heure.

Afin d'empêcher toute pénétration d'air pur on peut s'abstenir de retourner la compresse lorsqu'elle remplit les conditions que nous avons indiquées (faible épaisseur), il suffit de verser près de la pointe du nez une goutte de chloroforme qui, pendant l'inspiration, traverse toute l'épaisseur du mouchoir et se mélange ainsi intimement à l'air inspiré.

La quantité d'anesthésique ainsi employée, n'est pas sensiblement supérieure à celle qu'on dépense lorsqu'on retourne la compresse à chaque instant.

Quelles sont les précautions à prendre pendant cette période de l'anesthésie complète? Les mêmes qu'au début, surveiller la coloration de la face, l'état de la pupille et le rythme de la respiration.

Les modifications de coloration de la face sont importantes à noter. L'anesthésié est un homme qui dort d'un sommeil différant seulement du sommeil ordinaire en ce qu'il est provoqué. Dès lors, la figure doit conserver son expression normale, les joues et les lèvres leur coloration rosée habituelle. Toutefois, lorsque l'anesthésie dure depuis longtemps, la coloration devient *progressivement, mais lentement*, de plus en plus pâle. Si, par hasard, le visage devient *subitement* blême et froid, si la respiration s'arrête, il faut craindre une syncope toxique et pratiquer sur-le-champ la respiration artificielle après avoir cessé toute inhalation.

Si, au contraire, la face se violace et si les yeux s'injectent, il s'agit d'une syncope respiratoire par asphyxie. Sans perdre de temps, il faut employer la méthode de Labbé qui consiste à relever avec les doigts, le plancher de la bouche et le maxillaire inférieur et à les porter en avant; on arrive ainsi à soulever et rejeter en avant la base de la langue qui obture la glotte. Si la manœuvre ne réussit pas on enlève la compresse et on voit au bout de peu de temps les accidents cesser et la face redevenir naturelle. Dans les cas graves, on pratique la respiration artificielle.

La respiration doit être surveillée encore plus attentivement que la figure. Nous avons vu, en effet, qu'une des conclusions importantes de la commission de Hyderabad, était que la *respiration s'arrêtait toujours avant le cœur*. L'observation du pouls est donc un peu illusoire puisqu'elle n'indique la syncope qu'un certain temps après son début. La respiration, voilà ce qu'il faut surveiller sans se laisser distraire un instant : « Il faut constamment avoir l'œil sur son malade, considérer à chaque instant sa physionomie et surtout l'*écouter* continuellement respirer (1) » et, pour cela, il est quelquefois nécessaire de tenir l'oreille presque appliquée sur la compresse placée devant la bouche.

Telles sont les précautions à prendre pendant toute chloroformisation si on veut endormir bien et sans danger. Elles sont nombreuses, délicates, nécessitant une surveillance de tous les instants; aussi, croyons-nous inutile de recommander au chloroformiseur de s'occuper uniquement de son anesthésie, l'opération ne doit pas un seul instant attirer ses regards, son oreille ne doit pas se prêter aux conversations qui peuvent

(1) Péraire. *Loc. cit.*

se faire autour de lui; tous ses sens, toutes ses facultés doivent se concentrer sur un seul être, son chloroformisé (1).

III. — APRÈS L'ANESTHÉSIE

Combien de malades endormis avec les anciens procédés mettaient 5, 10, quelquefois 15 minutes à se réveiller et qui toute la journée qui suivait l'opération avaient l'esprit plus ou moins obscurci par une absorption trop grande de vapeurs chloroformiques. Avec le procédé de Labbé, rien de semblable, le réveil est paisible, a lieu en quelques minutes, le chloroforme n'ayant été absorbé qu'en très petite quantité. Souvent même, l'opéré ne peut croire que l'intervention soit déjà faite; il est à peine fatigué et semble sortir du sommeil naturel. Rarement, il est pris de vomissements qui, d'ailleurs, sont peu abondants et ne se renouvellent pas dans la journée.

Toutefois, nous avons observé un phénomène assez curieux, qui, croyons-nous, n'a pas encore été signalé. Lorsque, pendant le cours de l'anesthésie, le malade est pris d'efforts de vomissements, qu'on fait cesser en donnant une dose un peu plus forte de chloroforme, presque toujours, au moment du réveil, les vomissements se produisent, il semble qu'on n'a fait que les retarder. Du reste, l'eau glacée, le champagne frappé, la morphine auront vite raison de ce petit accident qui peut avoir une certaine importance, lorsqu'il s'agit d'une intervention sur l'abdomen.

(1) Le silence pendant l'opération devrait toujours être absolu, ce serait un puissant moyen d'empêcher la plupart des accidents. Le chirurgien qui n'est pas distrait par une conversation étrangère, à laquelle, malgré lui, il prête un peu d'attention, n'a qu'une préoccupation, son opération; il en est de même des aides. « Le silence le plus profond doit être la règle » (Monprofit).

IV. — JUSTIFICATION PHYSIOLOGIQUE DES PHÉNOMÈNES OBSERVÉS PENDANT LE SOMMEIL — SUPÉRIORITÉ DE LA MÉTHODE

Nous avons dit que les deux grands avantages de la méthode des petites doses étaient :

1° Absorption du chloroforme à la dose physiologique reconnue par Paul Bert, la plus anesthésique et la moins dangereuse ;

2° Suppression de la période d'excitation du début. Etablissons ces deux assertions d'une façon indiscutable.

« J'ai reconnu, dit Paul Bert (1), que l'anesthésie était obtenue sûrement, facilement et sans danger, par le mélange titré variant de 8 à 10 p. 100. Il suffisait ensuite, pour entretenir le sommeil, d'un mélange à 6 p. 100. »

Or, dans le procédé que nous préconisons, nous dépensons 7 à 10 grammes de chloroforme pendant les 10 ou 15 minutes qui précèdent l'anesthésie complète. Prenons les deux chiffres les plus élevés. L'homme fait en moyenne par minute, quatorze inspirations, d'un demi-litre d'air chacune ; au bout d'un quart d'heure, il aura respiré $14 \times 15 = 210$ fois un demi-litre d'air ou 105 litres. Dans cet air, nous avons dilué dix grammes de chloroforme en moyenne, le titre du mélange est donc 10 p. 105. On ne peut se rapprocher davantage de Paul Bert.

Pendant le reste de l'anesthésie, notre moyenne est de cinq à six grammes par quart d'heure. Le mélange a donc un titre de 5 à 6 pour 105.

(1) Société de biologie, séance du 5 janvier 1884.

Paul Bert donnait 6 p. 100.

On le voit donc, *chiffres* à l'appui, les petites doses réalisent de la façon la plus heureuse, avec une simple compresse, le mélange idéal à employer dans toute chloroformisation.

Ce premier point établi, comment prouver, physiologiquement, qu'avec une dose si minime de chloroforme on empêche toute excitation, alors que les autres méthodes sont impuissantes à arriver à ce résultat, qu'on avait cru un moment avoir atteint avec les doses massives et la sidération.

« L'observation médicale a depuis longtemps reconnu qu'un agent médicamenteux peut déterminer des effets opposés, suivant la *dose* à laquelle on l'administre : une dose moyenne de digitale, ralentit le cœur, une dose énorme, au contraire, accélère ses battements ; une petite dose d'alcool excite système nerveux, une forte dose le déprime, etc... (1) ».

Or, la majorité des médicaments qui agissent sur le système nerveux ont une action qui revient toujours à ce double processus : *excitation* puis *dépression* (2).

Le chloroforme n'échappe pas à cette loi et son action nous semble même identique à celle de l'alcool. En effet, un verre de liqueur alcoolique exalte le système nerveux, une plus grande quantité le déprime assez faiblement pour lui permettre de reprendre promptement ses fonctions, une plus grande quantité donne lieu aux mêmes symptômes (sommeil, anéantissement), mais le réveil est plus difficile, et la mort est plus à craindre. De même pour le chloroforme. Administré à un titre faible, avec beaucoup d'air, comme dans la méthode classique, il arrive en trop petite quantité et sous une trop

(1) Lépine. *Semaine médicale*, 1889.
(2) Ch. Richet. *Revue scientifique*, 1886.

faible tension au système nerveux pour le paralyser, il ne peut que l'exciter et donner naissance à la période d'agitation. Au contraire, si les vapeurs anesthésiques sont suffisamment concentrées, comme dans le procédé de Labbé, les cellules nerveuses sont sidérées de suite, il n'y a pas d'agitation.

On arrive au même résultat par la méthode des doses massives, mais là, comme pour l'alcoolique ivre-mort, l'intoxication et la syncope sont imminentes, ce qui crée le danger redoutable de la sidération.

Pour nous résumer, nous dirons que dans la méthode classique « le tant pour cent de vapeurs chloroformiques, par rapport à la quantité d'air inspiré, *étant trop peu élevé*, l'agent anesthésique se dissout dans le sang en trop petite quantité ; partant, le sang, contenant trop peu de chloroforme, réagit sur la cellule nerveuse avec une intensité trop faible, et au lieu d'anéantir d'emblée les éléments cellulaires, les excite tout d'abord. « C'est comme ces brasiers de houille dont la flamme est attisée par les premières gouttes de l'eau qui finira par les éteindre » (Baudouin).

V. — CONTRE-INDICATIONS

Nous serons bref sur ce paragraphe, car nous croyons que la méthode des petites doses n'a pas de contre-indications formelles. Aussi, nous contenterons-nous de résumer brièvement M. Marcel Baudouin.

A. — États constitutionnels.

1° *Age*. — Les enfants, à cause de leur indocilité, sont particulièrement difficiles à endormir, ils ne peuvent souffrir la compresse. Par contre, les vieillards ne manifestent aucune inquiétude et n'ont aucun accident. Tout au plus, faut-il, chez ceux qui sont dépourvus de dents et dont la langue est flasque, se servir de la pince à langue par précaution.

2° *Tempérament.* — Les individus nerveux et anémiques supportent admirablement la méthode des petites doses, surtout lorsqu'on a soin de ménager leur sensibilité en les endormant, comme nous l'avons recommandé, dans une chambre séparée de la salle d'opération. Cependant, dans ce cas, il ne faut pas oublier qu'il peut se produire, au début de l'anesthésie, une syncope émotive, et redoubler de précautions.

3° *Grossesse.* — Elle n'est pas non plus une contre-indication ; toutefois, il faut surveiller attentivement le rythme de la respiration, qui peut être un peu gêné par l'utérus gravide.

B. — **États pathologiques.**

Gosselin, dans ses cliniques de la Charité, insistait surtout parmi les contre-indications sur les maladies graves du cœur, du poumon, et sur les habitudes invétérées d'alcoolisme. Et cela, non sans raison.

Cependant, les bronchitiques, les tuberculeux, les emphysémateux, les catarrheux, les pleurétiques (1) n'ont rien à redouter d'une chloroformisation bien conduite, mais il est bien évident que la surveillance de la respiration devra

(1) Dans le cas cité précédemment et communiqué à la Société de médecine d'Angers, la pleurésie était gauche et la pointe du cœur battait sous l'appendice xiphoïde. — Péraire a donné l'observation d'une pleurésie *double* endormie sans accidents.

encore être plus rigoureuse que d'ordinaire s'il est possible.

Tous les cardiaques endormis par le procédé des petites doses n'ont jamais eu d'accidents; « ces malades supportent bien le chloroforme. Bien plus, leur essoufflement, leur oppression se calment à mesure que l'anesthésie avance ; le pouls, qui était irrégulier, devient régulier » (Boncour). — M. le Dr Monprofit a endormi un cardiaque avancé et tout a été normal, pas le plus petit accident n'a eu lieu.

Si les individus atteints de maladies cardiaques ou pulmonaires supportent sans accident la méthode des petites doses, il n'en est pas de même de l'alcoolique, cette « bête noire » du chloroformiseur et du chirurgien.

Et, en effet, « ce qu'il y a de plus ennuyeux, c'est l'apparition constante de phénomènes d'excitation dès le début de l'anesthésie, quel que soit du reste, le procédé employé. C'est là la caractéristique, le clou de l'anesthésie des alcooliques : 1° période d'agitation constante, la plupart du temps assez intense et avec menaces fréquentes de syncopes respiratoires ou cardiaques ; 2° période d'anesthésie absolue à chaque instant troublée par des péripéties diverses » (Baudouin). Cependant, notons ici que les alcooliques avec les petites doses s'endorment d'une façon bien moins dramatique que jadis.

Nous n'en voulons comme preuve que les deux observations suivantes, dues à l'obligeance de M. Monprofit.

Observation I. — Une dame (il y en a d'alcoolique) avait été précédemment endormie par les inhalations lentes pour l'extraction de deux dents. Elle eut une agitation excessive et désordonnée. Quelque temps après, elle est endormie par les petites doses, elle n'a pas d'agitation, dort parfaitement et on lui arrache neuf dents sans aucun incident..

Observation II. — J... est atteint de hernie étranglée, il est manifestement alcoolique et a été, quelques années auparavant, endormi pour une arthrite. Il a eu de l'agitation excessive et un sommeil très inégal, on avait employé la méthode classique. M. le Dr Monprofit l'endort par les petites doses, l'anesthésie est calme ; au début, le malade marmotte quelques paroles incohérentes, est pris de légers mouvements convulsifs et, enfin, tombe dans un sommeil calme et profond qui dure jusqu'à la fin de l'opération.

Mais tous les alcooliques sont loin d'être aussi dociles. Chez eux, « l'inhalation de la plus petite quantité de chloroforme suffit à surcharger des cellules nerveuses devenues hypersensibles et où se sont déjà accumulées les lésions intimes de l'alcoolisme. C'est comme le delirium tremens une crise aiguë au cours d'une affection chronique » (Baudouin). L'alcoolique est en période latente de délire et le chloroforme est suffisant pour faire éclater une crise, mais si l'agent anesthésique arrive à l'encéphale dans une proportion plus heureuse que les autres, comme dans la méthode des gouttes, l'action sera moindre et l'agitation moins vive.

Concluons donc en disant avec M. le professeur Tillaux (1) : « Y a-t-il des contre-indications à l'anesthésie ? Nous ne le croyons pas. Les maladies du cœur dont on se méfiait beaucoup jadis, ne paraissent pas avoir d'influence sur le résultat de l'anesthésie. » Les alcooliques seuls sont à surveiller.

(1) Tillaux. *Traité de chirurgie clinique.*

STATISTIQUE

Notre but n'est point ici de donner des observations détaillées de toutes les chloroformisations que nous avons faites, ce serait absolument inutile, elles se ressemblent toutes. Nous dirons seulement quelques mots des dix dernières.

Observation I. — Homme de 40 ans, chez qui on fait l'ablation de la verge pour un cancer de cet organe ; c'est un alcoolique. Un peu d'agitation au début. L'opération dure 1 heure ; la chloroformisation 1 h. et quart, la quantité anesthésique employée est de 30 grammes. Cinq minutes après la cessation des inhalations, le malade est réveillé et parle. Pas de vomissements.

Observation II. — Curettage suivi de périnéorrhaphie chez une femme très nerveuse. L'opération dure 1 heure et la chloroformisation 1 h. 20 minutes. Aucun accident. Dose employée, 25 grammes.

Observation III. — Laparotomie, pour kyste de l'ovaire droit adhérent, chez une femme de 52 ans. Aucun accident, sauf une sécrétion de mucosités assez abondantes, nécessitant plusieurs fois le nettoyage de la cavité buccale, avec les éponges montées. L'anesthésie dure 1 h. 10 minutes et l'opération 55 minutes. On emploie 28 gr. de chloroforme.

Observation IV. — Curettage pour endométrite hémorrhagique ; durée de l'anesthésie 25 minutes, de l'opération 12 minutes. Quantité de chloroforme dépensé, *10 grammes*.

Observation V. — Hystérectomie vaginale, durant 1 heure, l'anesthésie complète n'a eu lieu qu'au bout de 20 minutes. Nausées au début, quelques régurgitations. Pendant l'opération, perte de sang assez considérable. Au moment du réveil, la malade vomit un peu. Chloroforme employé, 27 grammes.

Observation VI. — Curettage ayant nécessité une anesthésie de 20 minutes. Aucun incident. 10 grammes de chloroforme.

Observation VII. — Laparotomie chez un jeune homme de 18 ans, qui autrefois avait eu une péritonite aiguë et qui actuellement a de l'occlusion intestinale par fausse membrane péritonéale. Il est très affaibli. L'anesthésie dure 1 h. 10 minutes. Il n'absorbe que *16 grammes* de chloroforme. Pas un seul mouvement, aucun accident.

Observation VIII. — Laparotomie et ablation des deux ovaires chez une femme très nerveuse, effrayée de l'intervention. Agitation au début de l'anesthésie. Sécrétion de mucosités abondantes, on les enlève avec l'éponge montée. Au réveil elle vomit quelques gorgées de bile.

Durée de l'opération, 57 minutes, de l'anesthésie, 1 h. 10. 22 grammes de chloroforme.

Observation IX. — Laparotomie chez une femme de 28 ans pour kyste de l'ovaire gauche. Opération dure 1 heure et quart et l'anesthésie 1 heure et demie. — On a employé seulement 18 grammes de chloroforme. Aucun incident.

Observation X. — Laparotomie pour péritonite tuberculeuse. Durée de l'anesthésie, 40 minutes et de l'opération, une demi-heure. Tout a été normal. — Chloroforme employé, 13 grammes.

Pour terminer ce modeste travail, nous ne pouvons mieux faire que citer la statistique que M. le Dr Monprofit a bien voulu nous communiquer avec son amabilité habituelle.

Cette statistique s'élève à plus de 300 cas, nous-mêmes avons donné le chloroforme dans près d'une centaine de ces opérations et jamais nous n'avons eu d'accidents graves.

Jamais nous n'avons eu la syncope réflexe du début et jamais la syncope toxique de la fin. Jamais de période d'agitation (les alcooliques avérés étant écartés bien entendu). Une seule fois, nous avons eu une syncope pendant l'opération, mais le cas était vraiment défavorable et la méthode n'y était pour rien.

Il s'agissait d'une laparotomie chez une femme profondément anémiée par des hémorrhagies multiples causées par un volumineux fibrome pesant *dix-neuf kilogrammes*.

Du reste, quelques inhalations d'oxygène pur eurent bientôt ramené la régularité dans le rythme respiratoire.

Dans une statistique aussi heureuse, il faut faire la part qui revient à la pureté du chloroforme; jamais nous n'avons voulu nous servir d'anesthésique dont nous ne connaissions pas d'une façon absolue la pureté chimique (1); toutefois, on nous permettra de dire que la méthode employée y était bien pour quelque chose.

(1) Nous avons employé alternativement, soit le chloroforme de M. Leclerc, soit celui de M. Dumouthiers, tous les deux chimistes distingués de Paris.

CONCLUSIONS

Nous ne croyons pouvoir mieux résumer ce travail qu'en citant textuellement les conclusions que M. le Dr Monprofit a faites, lors de la dernière réunion de la Société de médecine d'Angers.

I. — On doit administrer le chloroforme par doses faibles et continues.

II. — La compresse de toile est le meilleur instrument pour administrer le chloroforme.

III. — On peut endormir un adulte pendant une opération de la durée d'une heure environ, avec une dose moyenne de 20 grammes de chloroforme ; et, pour un temps moins long, avec des doses beaucoup plus faibles.

IV. — Il est très important de ne jamais laisser respirer d'air pur, sauf pendant les premières inspirations.

V. — On évite presque sûrement la période d'excitation, sauf chez les alcooliques; il en est de même des vomissements.

VI. — Les accidents graves sont infiniment moins à redouter avec cette méthode qu'avec les méthodes anciennes.

VII. — Le réveil est plus facile, plus rapide et moins pénible. Les vomissements consécutifs sont beaucoup plus rares.

VIII. — Il n'existe pas de contre-indications à la chloroformisation suivant cette méthode.

BIBLIOGRAPHIE

Bardeleben. — *Deutsche med. Wochens.*, numéro 23, 1879.

Baudouin (Marcel). — *Un nouveau mode d'anesthésie. De la chloroformisation à doses faibles et continues.* In Gazette des hôpitaux, 7-14 juin 1890.

Bernard (Cl.). — *Phénomènes de la vie communs aux animaux et aux végétaux.*

Bert (P.). — *Comptes rendus de la Société de biologie*, séances du 1er décembre 1883, du 5 janvier et du 21 juin 1884.

Boncour (P.). — In *France médicale*, 3, 6, 8 décembre 1888.

Cordero (Miguel). — *Cuarenta casos de anesthesia rapida, no siderante, obtenida con las inhalaciones de chloroformo.* Gaceta medica de Mexico, avril 1890.

Dastre. — *Les anesthésiques. Physiologie et applications chirurgicales.*

Dastre. — In *Semaine médicale*, 1889.

Dastre. — In *Revue des sciences médicales de Hayem*, numéro du 15 janvier 1881.

Dubois. — Société de biologie, mai 1884.

Dujardin-Beaumetz. — *Dictionnaire de thérapeutique.*

E. Forgue et P. Reclus. — *Traité de thérapeutique chirurgicale.*

Franck (François). — Académie de médecine, séance du 1er juillet 1890.

Gautier. — Cours de chimie.

Gosselin. — *Clinique chirurgicale de l'hôpital de la Charité.*

Hyderabad. — *Rapport de la commission du Hyderabad.*

Hayem. — *Revue des sciences médicales.* Numéro du 15 janvier 1881.

Kappeler (de Münsterlingen). — 19e Congrès de la Société allemande de chirurgie. Séance du 9 avril 1889.

Labbé. — *Bulletin de l'Académie de médecine*, séances du 28 février 1882 et du 15 juillet 1890.

Laborde. — *Bulletin de l'Académie de médecine.* Séance du 27 mai 1890.

Lépine. — *Semaine médicale*, 1889.

Lucas-Championnière. — Société de chirurgie, séance du 24 juillet 1889.

Péraire. — *Revue de chirurgie*, mai 1889.

Perrin et Lallemand. — *Traité d'anesthésie chirurgicale.*

Peyraud. — *Comptes rendus de la Société de biologie*, séance du 1er décembre 1883.

Peyraud. — In *Journal de médecine de Bordeaux*, 1883 et 1884.

Popescu. — *Procedeul de chloroformisare in dose mici si continui.* In Spitalul, janvier 1890.

Reynier. — *Société de chirurgie*, séances du 24 juillet 1889 et du 23 juillet 1890.

Richet (Ch.). — *Revue scientifique*, 1886.

Schwartz. — *Revue générale de clinique et de thérapeutique*, 1889. *Semaine médicale*, 1889 et 1890.

Terrier. — *Société de chirurgie*, séance du 23 juillet 1890.

Tillaux. — *Traité de chirurgie clinique.*

Verneuil. — *Bulletin de l'Académie de médecine*, séances du 27 mai 1890 et du 8 juillet 1890.

Otto Zuckerkandl. — *Ueber eine Modification des chloroformiren.* In Centr. f. chirur., 24 octobre 1891.

TABLE DES MATIÈRES

Paris. — Imprimerie TROUBLÉ, 7 bis, boulevard de Vaugirard.

www.ingramcontent.com/pod-product-compliance
Ingram Content Group UK Ltd.
Pitfield, Milton Keynes, MK11 3LW, UK
UKHW021135230726
13926UKWH00002B/823